EXERCICES OPERATOIRES D'OBSTETRIQUE

par le Dr. Wallich
Professeur agrégé à la Faculté de Paris.

1

Nous avons reproduit, à l'aide du cinéma, diverses interventions obstétricales : forceps, versions par manoeuvres internes, extraction du siège, embryotomie cervicale, basiotripsie, constituant l'ensemble du COURS DE MANOEUVRES OBSTETRICALES de la Faculté de Médecine.

Ces exercices opératoires ont été pratiqués sur un cadavre de foetus placé dans le mannequin en bois tapissé intérieurement de caoutchouc, établi par Pinard & Wallich.

=+=+=+=

Ces démonstrations sont faites à l'aide de cinq films, ainsi répartis :

2/

FILM N° I : APPLICATIONS DE FORCEPS DANS L'EXCAVATION PELVIENNE. ×

La tête foetale est saisie et extraite en OCCIPITO-PUBIENNE, EN GAUCHE et en DROITE TRANSVERSALE à l'aide du forceps Tarnier. Après l'application du forceps et l'extraction de la tête, très nettement visibles au niveau de la vulve et du ventre ouvert du mannequin, on assiste à l'extraction du tronc du foetus. L'opérateur a, comme dans la pratique, les mains gantées de caoutchouc; elles se distinguent très nettement des mains de l'aide, non gantées pour la circonstance.

FILM N° I-bis : EXTRACTION DU SIEGE.

Ce film représente l'extraction du foetus par le siège, par tractions dirigées sur le pied antérieur du foetus, constituant le pied bon à saisir dans l'intervention.

× Les parties soulignées indiquent les titres et les sous-titres.

FILM N° 2 : VERSION PAR MANOEUVRES INTERNES DANS LA PRESENTATION DE L'EPAULE.

Cette opération est exécutée dans 2 attitudes foetales distinctes,(l'une le dos en avant, - l'autre,le dos en arrière) exigeant un manuel opératoire différent.

La manoeuvre comprend la saisie du pied,l'évolution du foetus et son extraction.

FILM N° 3 : BASIOTRIPSIE.

L'opération est pratiquée à l'aide du basiotribe Tarnier sur la tête placée en gauche transversale.

On peut y suivre la perforation de la tête,la mise en place des branches de l'instrument,le petit et le grand broiement,suivis de l'extraction de la tête aplatie et réduite.

FILM N° 4 : EMBRYOTOMIE A LA FICELLE,A L'AIDE DE L'EMBRYOTOME de RIBEMONT DESSAIGNES.

Dans cette opération on voit le cou

du foetus saisi dans les branches de l'instrument, la mise en place de la ficelle scie, la mise en jeu de cette ficelle aboutissant à la décollation d'un foetus en <u>PRESENTATION DE L'EPAULE.</u>

L'opération se termine par l'extraction du tronc, suivie de celle de la tête.

=+=+=+=+=+=+

Ces diverses vues sont prises tantôt par un appareil dominant l'opération, tantôt le prenant de profil, comme le ferait l'oeil d'un assistant bien placé. Ces exercices opératoires sur le mannequin ont l'avantage de montrer mieux que sur le vivant la succession des actes opératoiresqui peuvent être suivis à la fois au niveau des parties extérieures et dans la cavité abdominale du mannequin ouverte à cet effet.

Ces films constituent les principaux types des opérations précitées; ils sont la propriété artistique et scientifique de l'

auteur;ils ont été exécutés sur son ordre,par la maison Pathé frères,et sont en cours de représentation au cours d'obstétrique actuel de la Faculté de Médecine de Paris .

PARIS I7 Mai I9I6 :

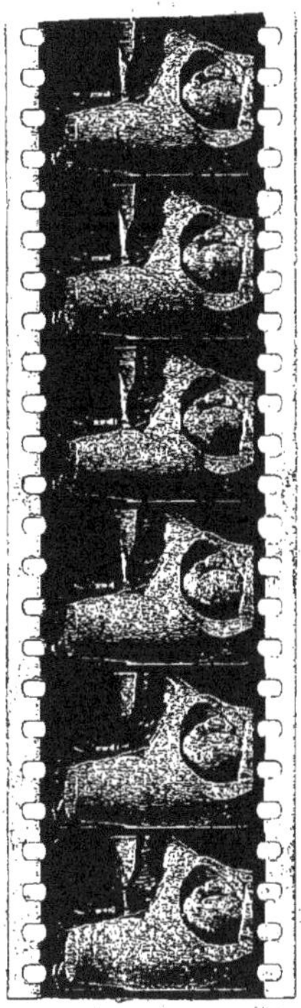

Dr. V. Wallich

—

Film _ No. 1

—

Forceps

Gauche transversale

—

②

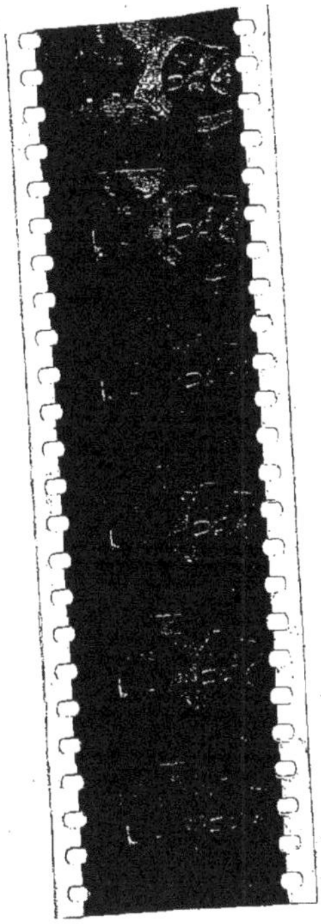

Dr v. Wallich

Film. N° 1

Forceps

Droite transversale

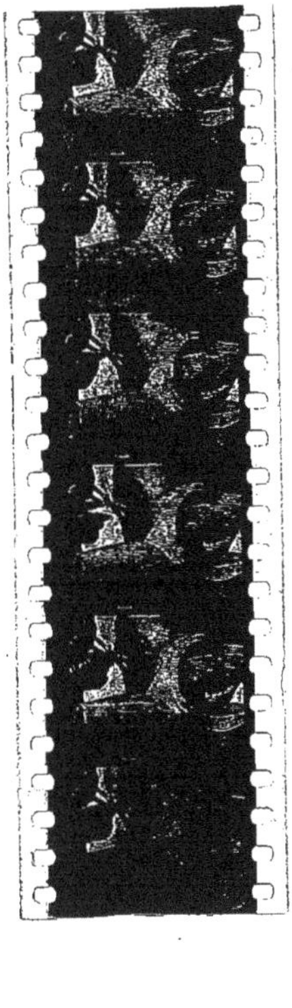

Dr V. Wallich.

—

Film. N° 1.

—

Forceps-
occipito-pubienne

—

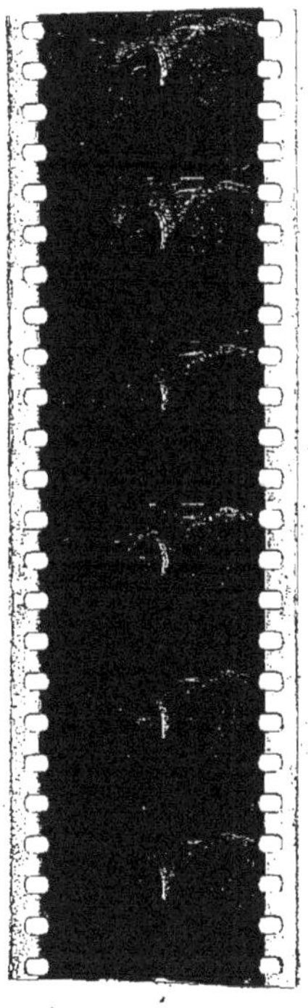

F. V. Wallich

—

Film. No 2.

—

Version —

—

Le siège est dehors.

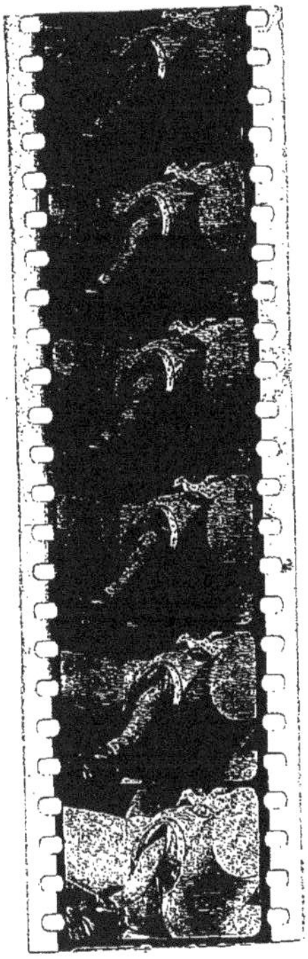

(5)

Dr. V. Wallich –

—

Film – No. 2 –

—

Version

—

Extraction du siège

—

(6)

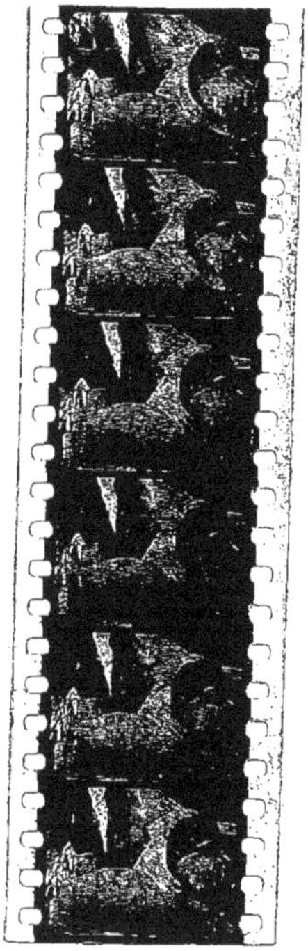

Dr V. Wallich –

–

Film. No. 3

–

Embryotomie

—

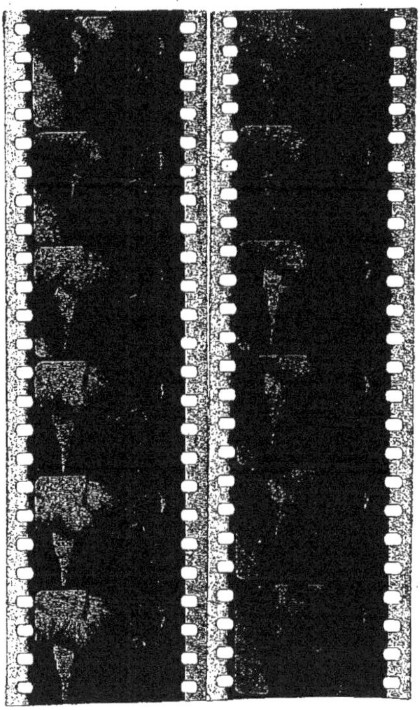

Dr V. Wallich

—

Film. N° 4

—

Basiotripsie

—

www.ingramcontent.com/pod-product-compliance
Ingram Content Group UK Ltd.
Pitfield, Milton Keynes, MK11 3LW, UK
UKHW032036260826
14628UKWH00006B/2997

9 782019 670382